Dr ROUFFINET

Ancien interne des Hôpitaux de Paris.

❧

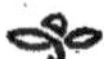

Description clinique et traitement des localisations les plus fréquentes du typhus pyogéno=bacillaire à l'organe de la vision.

PARIS

G. STEINHEIL, ÉDITEUR

1910

AUTRES TRAVAUX DE L'AUTEUR

1° **Des troubles oculaires dans l'ataxie locomotrice** (revue, *Gazette des Hôpitaux*).

2° **De l'Œil hystérique** (revue, *Gazette des Hôpitaux*).

3° **Troubles oculaires dans la syringomyélie et la maladie de Morvan** (*Thèse*, 1891).

4° **Traitement de la conjonctivite catarrhale.**

5° **Réflexions sur deux cas de zona ophtalmique** (travail lu à la *Société médicale du XIXe arrondissement de Paris*).

6° **Description clinique et traitement des cas les plus typiques de typhus pyogéno-bacillaire, tels qu'on peut les observer en différents points du territoire français.**

Description clinique et traitement des localisations les plus fréquentes du typhus pyogéno-bacillaire à l'organe de la vision.

Par M. le Dr ROUFFINET

ANCIEN INTERNE DES HÔPITAUX DE PARIS

Le but de cette description clinique est de montrer que la localisation du pyogène et du bacille et de leurs ptomaïnes aux lymphatiques de l'organe oculaire est relativement fréquente ; et que l'évolution habituelle de cette infection se fait en le mode apyrétique.

De plus, que sa morphologie symptomatologique est apparente, frappe, se fait voir, court presque au-devant de l'investigation. Et comme en cette attaque du lymphatique, lorsque quelques-uns sont infectés les autres le sont ou tout autant, ou le peuvent devenir, elle peut servir d'indice pour le faire examiner en ces différents points les plus accessibles : les régions cervicales, axillaires, inguinales, et permettre, en joignant au traitement local le traitement général de même mode, d'éviter la prise des lymphatiques à travers l'organisme par les microbes producteurs de cette maladie et de les préserver de s'enflammer.

LOCALISATION DU TYPHUS PYOGÉNO-BACIL-LAIRE A LA RÉGION PALPÉBRALE

Souvent, une personne, plus souvent du sexe féminin que du sexe masculin, ou adolescente, ou adulte, ou d'âge mûr, attire l'attention par cet aspect des paupières ; où une, ou toutes les deux, se font distinguer par l'aspect coloré que voici : à partir de quelques millimètres du bord ciliaire, sur toute son étendue, la peau apparaît d'un blanc lactescent avec une sous-teinte bleuâtre, laquelle paraît plus intense par places linéaires, et simulant à un examen ou rapide ou peu approfondi, des veines un peu gonflées. A un examen de très près, on voit que la paupière supérieure possède, plus que l'inférieure, ce mode coloré et, de plus, que la teinte d'ensemble prend par endroits, par petits territoires, une couleur jaune-feuille-morte et offre en d'autres points de petites agglomérations en saillies ou villeuses ou mamelonnées, de couleur gris-bleuâtre.

Le souffle, le contact, la pression ne modifient pas de façon marquante cette apparence. Mais la pression, le contact en effleurement dénotent, au dire des personnes qui en sont affectées, des sensations ou de chatouillement ou de cuisson-strictive.

D'autres fois des sensations de lourdeur, de froid, s'y font percevoir ou par intervalles et espacées, ou par instant continus.

Quelquefois, ces sensations sont précédées ou suivies de douleurs comme en fournissent les piqûres de moustiques ou les corps aigus très fins, « douleur mordante et prolongée ».

La grande commissure fait voir une traînée linéaire rouge, souvent très apparente.

Cet aspect de coloration anormale des paupières n'est pas unique ; en effet, fréquemment ces organes se présentent ainsi : la peau parsemée de replis apparaît de couleur bistrée, de couleur marron plus ou moins intense ; sa surface se montre squameuse, villeuse, inégale et stratifiée par endroits.

, Cet état des paupières n'est pas sans présenter des variations, des modifications, des changements tenant à l'augment ou à la diminution d'apparence des teintes qui décèlent de ces organes la couleur inusitée.

Des influences diverses agissent pour faciliter

cette façon d'être : les intempéries, les repas co-
pieux, les fatigues ; et souvent on voit ces teintes
acquérirent leur summum ou se montrer avec plus
de netteté après des douleurs gingivales, des
abcès périosto-dentaires, des infections douloureuses ; ulcérations, petites collections purulentes
des bords gingivaux, dépourvus de dents ; car les
altérations des gencives, la chute des dents s'obser-
vent en coïncidence avec l'anomalie de coloration
de la peau des paupières.

Très fréquemment les ganglions anté et post-
auriculaires, les ganglions cervicaux et inguinaux
se montrent plus volumineux et plus sensibles,
souvent douloureux.

En effet, la même cause qui fait les ganglions
devenir hypertrophiés et douloureux, qui lèse et
détruit le système gingival et dentaire produit de
l'anomalie de coloration de la peau des paupières ;
car le lymphatique, altéré par les ptomaïnes du
pyogène et du bacille, se montre malade par
les modifications de la couleur habituelle de la
peau de la région palpébrale.

Il s'agit là d'une détérioration du système tro-
phique et pigmentaire des parties cutanées de cette
région, par la localisation dans le système lymphatique des paupières du produit infectieux que
détermine l'action des mélanges des ptomaïnes
du bacille et du pyogène.

La valeur de ce syndrome localisé estimportant non seulement parce qu'il indique facilement l'action délétère de ces microbes sur le système lymphatique palpébral, mais parce que, associé à la symptomatologie fournie et par l'altération des lymphatiques et des gencives, et de la langue, et de la région cervicale, et du pli de l'aîne, il peut indiquer que l'infection peut prendre de l'augment, se transformer en infection pyrétique élevée; et devenir ainsi très redoutable, car l'évolution de cette infection pyogèno-bacillaire peut brusquement, en quelques heures, fournir des températures de 39, 40°.

Les signes suivants feront soupçonner que l'évolution de la maladie peut transgresser de la forme apyrétique à la forme à température élevée.

La décoloration anormale de la peau des paupières a lieu dans toute son intensité ; la région palpébro-oculaire et naso-frontale est le siège de douleurs strictives très vives et continues ; l'iris peut présenter de la mydriase ou du myosis, la conjonctive érythémateuse paraît plus humide; la sécrétion lacrymale s'exagère ; les ganglions anti- et post-auriculaires s'hypertrophient, deviennent douloureux; les fonctions digestives s'altèrent, les fonctions intestinales fournissent ou de la constipation ou de la diarrhée ; l'insomnie s'éveille.

Appliquer le traitement qui convient sera pré-

server le malade de cette irruption de propagation d'infection.

Pourrait-on confondre cette décoloration carac-
térisque de la localisation du typhus pyogéno-bacillaire, à marche lente, apyrétique, avec les hyper-
pigmentations congénitales, les nœvi veineux
étendus et peu saillants, les transformations de la
couleur des paupières sous l'influence des intoxications saturnines, des stases veineuses dues
aux simples fatigues, des décolorations qu'on
observe dans les maladies des capsules surrénales,
d'avec les érythrodermies passagères des fièvres
éruptives, la rougeole, la variole surtout ; les pigmentations colorées qui succèdent à l'intoxication
diabétique ; les troubles trophiques ou du goitre
exophtalmique ou comme il est possible d'en
observer dans l'évolution des myélites ou aiguës
ou chroniques ; mais l'hypertrophie ganglionnaire
et locale, et cervicale et inguinale, l'aspect des
gencives, l'aspect de la langue : ou céruléenne ou
bleu-violacée, ou jaunâtre, lèveront tous les doutes.

LOCALISATION A LA CONJONCTIVE
DE L'INFECTION PYOGÉNO-BACILLAIRE

Un ou des microbes ne se localisent pas avec la
même facilité, la même fréquence, la même inten-

sité sur toutes les parties d'un organisme. Ainsi la rétine, les muscles, l'iris, en la maladie pyogéno-bacillaire sont plus souvent indemnes que les paupières, la cornée, la conjonctive.

Celle-là sert d'objectif à leur évolution très fréquemment.

Sa proximité avec la muqueuse nasale, son exposition plus grande au milieu extérieur peuvent expliquer pourquoi le pyogène et le bacille lui adressent leur préférence.

Chez les enfants et dans les deux sexes cette maladie surtout sévit ; mais les adultes et les personnes âgées y sont également exposées.

Attaquant la muqueuse en toute son étendue, elle constitue la conjonctivite généralisée pyogéno-bacillaire ; l'infectant en quelques-unes de ses parties seulement, on la peut désigner conjonctivite de même nature ou palpébrale, ou palpébro-caronculaire.

FORMES AIGUËS

Forme généralisée.

En ses symptômes les plus individuels, cette variété se décèle ainsi :

Une vascularisation inégale se voit sur toute la muqueuse, plus intense au niveau des culs-de-sac et au pourtour de la cornée ; une humidité plus intense s'y collecte, des sécrétions jaunâtres y apparaissent ou épaisses ou fluides ; il n'est pas rare de rencontrer sur la partie externe globaire des épaississements très vasculaires, très rouges, d'un aspect tomenteux et faisant saillie en relief sur le reste de la muqueuse.

La sensibilité anormale s'y indique par des démangeaisons cuisantes se produisant par poussées, par accès; la glande lacrymale est sensible au toucher, souvent douloureuse.

Le ganglion anté-auriculaire est augmenté de volume ; toute sa région est le siège d'un malaise continu avec exaspération.

La palpation le fait voir être le siège d'une douleur stricturante ; souvent, en très peu d'heures ce ganglion acquiert des dimensions anormales qui le décèle hypertrophié à la vue et à distance.

La peau des paupières, des tempes, car cette conjonctivite est le plus souvent double, présente des traînées peu intenses, mais cependant visibles, ou à l'œil, ou à la loupe, de lymphatiques érythémateux.

A examiner les ganglions cervicaux, on les trouvera de volume anormal, surtout ceux du côté où l'infection de la conjonctive prédomine avec le plus d'intensité.

Les ganglions inguinaux sont également hypertrophiés, sensibles à la pression et dénotent pendant la marche les mouvements musculaires, la douleur caractéristique de cette affection, « douleur démangeaisante strictive ». La langue en porte l'emblème, et les gencives démontrent son action nocive à un degré plus ou moins élevé.

Toute cette symptomatologie : sécrétions, vascularisation exagérée, douleurs locales et éloignées, a surtout son augment le soir et en la seconde moitié de la matinée.

Les fonctions digestives sont plus lentes, souvent troublées ; les fonctions de l'intestin sont ou ralenties ou exagérées ; la région hépatique peut être le siège d'une douleur obtuse augmentant après le repas.

Soignée comme il faut, cette infection diminue assez rapidement. En quelques heures, les démangeaisons, la douleur stricturante disparaissent ou s'atténuent au point de ne plus inquiéter ; en deux ou trois jours, la sécrétion se transforme en diminution et d'aspect et de quantité ; le système ganglionnaire pré-auriculaire et le réseau lymphatique des paupières ne montrent plus leur colère ; leur volume anormal se fait moindre et le toucher, la pression les trouvent moins infectés.

En un septénaire, un septénaire et demi, le traitement opère la désinfection du lymphatique infecté par le pyogène et le bacille dans toute cette

région; et tous les tissus reprennent et leur aspect
et leur fonctionnement comme avant d'en avoir
éprouvé l'action.

Si le malade n'est pas traité dès le début ou tout
près du début de l'infection, la symptomatologie
est plus intense et locale et des lymphatiques
d'autres endroits; mais le traitement a raison plus
lentement, il est vrai de cette variété. Souvent il
est nécessaire de l'appliquer pendant quinze, vingt
jours sans résultat très appréciable; mais son action
finit par entraîner la disparition de la symptomatologie en ce cas comme en le cas précédent de la
maladie.

La conjonctivite gonococcique s'en différencie
facilement par l'œdème des paupières intense,
la sécrétion abondante, le chémosis et la nécrose
fréquente de la membrane cornéenne, et enfin par
la présence du gonocoque.

La conjonctive des nouveau-nés pourrait s'en
rapprocher à première vue, mais la cause n'est pas
la même.

La conjonctivite kartulienne a une sécrétion
plus concrète, et si la sensibilité anormale s'y
décèle par des sensations de corps étrangers, de
démangeaisons, la cuisson « stricturante » y est
absente. En outre, l'hypertrophie ganglionnaire
pré-auriculaire fait défaut, de même l'hypertrophie des ganglions cervicaux et inguinaux. De

plus, l'infection est locale, tandis que dans la conjonctivite pyogéno-bacillaire le système lymphatique est malade en d'autres régions. Enfin, dans la conjonctivite kartulienne l'épithélium conjonctival paraît être le seul siège du microbe, tandis que le pyogène et le bacille et leurs ptomaïnes se localisent dans les lymphatiques en cette lésion conjonctivale qui leur doit son nom.

Un chancre induré au début de la conjonctive pourrait plus facilement induire en erreur ; mais la marche de cette ulcération lèvera bientôt tous les doutes. La bacillose seule de la conjonctive se localise davantage, le retentissement sur l'iris, le corps vitré, la choroïde s'y font voir souvent ; sa localisation au poumon, ou la précède ou l'accompagne fréquemment tandis que le poumon est le plus souvent indemne dans l'infection pyogéno-bacillaire.

Les conjonctivites symptomatiques du début d'évolution ou de polypes, ou de chalazions, ou d'épithéliome, ou de sarcome ne pourront que prêter de loin à la confusion. Les conjonctivites du début des fièvres éruptives, rougeole surtout, se verront suivre de l'épanouissement de la symtomatologie cutanée ; et de plus la température anormale est la règle dans la conjonctivite du début de la rougeole, tandis que dans la conjonctivite pyogéno-bacillaire, elle s'observe seulement lors de ses complications lesquelles sont : la conflagration de tout le système lymphatique, la suppuration du ganglion post-auriculaire, la dacryoadénite suppurée, et des kératites très localisées, mais à productions très promptes de suppuration.

Forme aiguë partielle.

FORME PALPÉBRALE

Sa localisation préférée est toute la muqueuse correspondant à la région des cartilages tarses. Une vascularisation anormale, inégale en son volume et sa répartition, s'y montre ; une rougeur sombre, violacée en beaucoup d'endroits, la désigne morbide ; sa surface paraît villeuse et il y apparaît des accumulations proéminentes, très localisées, peu étendues mais nettement délimitées en une forme circulaire ou losangique vague où la muqueuse paraît plus tassée, plus sillonnée et d'une couleur rouge sur un fond jaune. Sa surface est gluante au toucher.

La surface de la muqueuse palpébrale inférieure souvent est le siège d'une sécrétion stagnante.

La douleur, sans être très vive, s'y tient avec son caractère d'acuité de striction plus ou moins intense.

Cette forme ou disparaît en l'espace de quelques heures ou acquiert très rapidement une évolution à marche silencieuse avec poussées exulcérations.

Lors de ces poussées toute la région de la paupière inférieure et supérieure devient sensible spontanément et au contact, et des traînées de lymphangites, s'aperçoivent depuis le bord libre jusqu'un peu au delà.

La peau de la région naso-frontale est sillonnée d'un lacis de lymphatiques érythémateux ; elle est le siège d'une sensibilité anormale se manifestant par des cuissons, des démangeaisons, des éruptions fugaces.

Négligée, cette infection augmente. Traitée, en deux ou trois jours la sensibilité anormale se modifie, s'atténue et disparaît.

La lésion de la muqueuse entraînée par l'infection des lymphatiques peut s'atténuer beaucoup en le même laps de temps, mais, dans la plupart des cas, exige un traitement plus long.

Forme partielle caronculo-palpébrale

La région caronculaire apparaît rubéfiée, intense ; la caroncule, plus volumineuse qu'on ne le voit habituellement, sourd enveloppée de la muqueuse des parties palpébrales qui la joignent et dont la couleur est presque semblable à la sienne.

Sa surface tomenteuse, exulcérée, trop humide, souvent gêne l'occlusion parfaite des paupières. Une douleur démangeaisante et cuisante retentit par propagation sur toute la région de la paupière limitrophe.

Les points lacrymaux ont leur muqueuse en voie d'infection hypertrophiée, souvent éversée.

Les produits de sécrétion de la glande lacrymale stagnent dans le lac lacrymal et du mucus purulent d'aspect, des points lacrymaux oblitèrent souvent l'orifice.

Le ganglion anté-auriculaire est sensible, et par un palper soigneux on arrive à le sentir hypertrophié.

Les lésions gingivales plus ou moins accentuées existent.

La rhinite à évolution lente pourvue ou non de sa douleur caractéristique dans cette maladie : « douleur enchifrènante avec sensation pénible d'arrachement traumatique » l'accompagne, de même l'hypertrophie des ganglions cervicaux et inguinaux.

Cette forme en son évolution est ou fugace ou persistante.

Forme chronique généralisée.

On peut rencontrer et observer cette forme dans les deux sexes, car elle ne respecte ni l'un ni l'autre. Elle se voit surtout chez les personnes d'âge mûr.

Son allure est lente et insidieuse, peu inquiétante quant à sa symptomatologie subjective.

Elle attire d'abord l'attention par une rubéfaction plus ou moins intense de la conjonctive globaire et des bords palpébraux ; des démangeaisons, des cuissons passagères de la région conjonctivo-palpébrale.

La glande lacrymale irritée sécrète plus abondamment. Des produits muco-purulents se remarquent à sa surface, surtout le matin au réveil.

Des mouvements plus fréquents, plus rapides des paupières ; des sensations pénibles péri-orbi taires, frontales, temporales existent mais par à-coup et courtes en leur évolution et la région péri-ganglionnaire, anti-auriculaire, est le siège d'une sensibilité exagérée spontanément et à la pression ; une douleur urticante s'y tient fréquemment.

Mais pour une cause ou pour une autre, négligence, coquetterie déplacée peut-être, par ignorance du danger que cette maladie peut présenter, ceux qui en sont porteurs la laisse s'envenimer et les signes suivants la démontrent en sa manière d'augment.

Toute la conjonctive globaire même à distance apparaît anormale par sa couleur rouge intense ; de près on la voit parsemée d'un lacis vasculaire hypertrophié, morbide, à trajet inégal, sinueux, renflé par endroits ; souvent cette exagération pathologique vasculaire repose sur un fond jaune vert. Tout autour de la cornée, comme sur la région palpébrale tarsienne, la conjonctive est épaissie, rugueuse par place.

Les points lacrymaux et leurs orifices ne sont pas indemnes : l'ouverture du point lacrymal est ou plus lâche ou plus serrée et la muqueuse tout autour hypertrophiée est revêtue d'un épithélium lésé.

A cette anomalie de couleur de la conjonctive, à cette anomalie vasculaire de la même membrane s'ajoutent souvent des lésions plus intenses : des ectropions scléreux, des ulcérations des bords libres des paupières, des hypertrophies douloureuses de la glande lacrymale.

Le système ganglionnaire anti-auriculaire cervical et inguinal est hypertrophié à un degré plus ou moins élevé.

La rhinite, la gingivite pyogéno-bacillaire se joignent plus ou moins accentuées à cette forme de conjonctivite et complète ce tout morbide.

Son diagnostic est facile, mais son pronostic doit toujours être réservé à cause de sa bénignité en apparence relative et de sa facilité à transmettre le mal par les lymphatiques et de la muqueuse nasale, et de la région pharyngo-œsophagienne, d'où l'infection possible des lymphatiques de la région carotidienne, l'envahissement des lymphatiques de la gaine vasculo-nerveuse de cette région, son infection ascendante et les troubles d'intoxication qui peuvent en résulter pour les noyaux d'origine du pneumogastrique.

Kératites pyogéno-bacillaires.

Cette forme des altérations oculaires par l'infection pyogéno-bacillaire se présente en deux variétés principales :

1º La variété localisée aiguë, due à l'envahissement rapide et intense d'un groupe de lymphatiques, le plus habituellement située dans le segment inférieur de la cornée.

2º La variété généralisée à début plus ou moins rapide, à évolution lente.

Variété aiguë localisée. — L'enfant, l'adolescent, l'adulte, l'âge mûr en sont l'objet. Ses prodromes consistent en larmoienent, photophobie, mouvements plus intenses et plus brusques des paupières : souvent la sensation d'un coup brusque avec persistance d'une douleur énervante.

Puis, quelques heures après, apparaît une vascularisation plus ou moins intense, siégeant à la partie de la cornée correspondant à la région des lymphatiques en voie d'infection ; le plus habituellement, c'est la partie inférieure de la cornée.

Vers le milieu de la partie inférieure du tiers inférieur de la cornée s'observe un trouble localisé d'une l'étendue de quelques millimètres, d'une couleur ou blanc mat ou blanc à reflets jaunâtres.

A son niveau la surface de la membrane est desquamée. Le contact de la lumière, le contact de la muqueuse de la paupière inférieure est douloureux. Toute la conjonctive est humidifiée à l'excès ; de petits amas très concrets de mucus jaunâtre occupent par moments le cul-de-sac inférieur de la muqueuse. Déjà une douleur aiguë est, et se propage en sa crise d'évolution plus intense autour de l'orbite.

L'iris peut présenter ou du resserrement, ou, à la lumière, des mouvements saccadés.

Les paupières ont des mouvements plus lourds, sont plus colorées.

Le ganglion anti-auriculaire, et souvent le ganglion post-auriculaire sont augmentés de volume et douloureux.

La rhinite, la glossite, les infections de la muqueuse des lèvres coïncident souvent avec l'évolution de cette symptomatologie. Les ganglions cervicaux et inguinaux sont rarement indemnes.

La peau de la face, du cou, de la partie supérieure du thorax est le siège de démangeaisons, de cuisson strictive.

Soignée comme il faut, et dès le début, cette maladie évolue et se termine dans les cas peu intenses en 6, 8, 10 jours.

Pas traitée, la douleur augmente, le larmoiement est plus violent. La vascularisation et la lésion cornéenne apparaissent plus intenses; toute l'épaisseur à ce niveau de la cornée envahie, se fait voir, sous un aspect ou blanc net, ou blanc trouble, mais la partie infectée est nettement délimitée. Sa surface est érodée, le plus souvent, en forme de coup d'ongle. L'humeur aqueuse est trouble et la vascularisation sur tout le pourtour du limbe s'est étendue.

Si la symptomatologie s'aggrave, la désorganisation superficielle de la cornée au niveau du tissu infecté s'accroît, la coloration du point de la cornée infecté se fonce, la couleur jaune tend à y prédominer ; l'humeur aqueuse devient plus trouble et le pus peut se collecter.

Son évolution se fait en deux, trois septénaires, lors des cas à marche plus tenace et plus violente, mais le plus souvent, les troubles disparaissent sans entraîner ni d'hypopyon infectant, ni d'iridochoroïdite.

Le néphélion, les obscurcissements de l'épithélium au niveau de la partie affectée s'atténuent peu à peu, et il est rare que le tissu cornéen, à très peu près, ne recouvre pas sa transparence.

Variété généralisée à évolution lente.

Les personnes des deux sexes au-dessus de 25 ans y sont surtout exposées.

En son évolution complète, elle se fait reconnaître aux signes suivants :

Toute la surface de la cornée paraît inégale, boursouflée, bourrée d'un amas, d'un semis de productions sphériques, analogue à des grains de semoules très fins et inégaux bosselés et de couleur jaunâtre sombre.

L'éclairage oblique à la loupe démontre ainsi être cet aspect de la cornée.

Vu à la lumière projetée par le miroir ophtalmologique, tout l'ensemble de la membrane apparaît obscure par segments circonférentiels très petits et très limités et l'intervalle compris entre laisse passer, mais imparfaitement, la lumière ; le rouge du fond de l'œil ne s'aperçoit qu'à travers des interstices qu'on pourrait comparer à des figurations d'angles aigus mal formés.

Des vaisseaux volumineux, déformés entourent toute la membrane.

Les deux cornées présentent la même morphologie à peu près.

Le traitement suivi comme il faut ne la modifie
que lentement ; des semaines, des mois sont néces-
saires pour y produire une amélioration notable.

Toujours la glossite, la gingivite caractéristique
du typhus pyogéno-bacillaire l'accompagnent, de
même d'ailleurs l'hypertrophie des ganglions cervicaux et inguinaux.

LOCALISATION A LA RÉTINE DU TYPHUS PYOGÉNO-BACILLAIRE

De temps en temps, on a l'occasion de voir un
adolescent, un adulte, une personne d'âge mûr
venir, troublés, inquiets, se plaindre de troubles
de la vision, troubles s'étant produits de cette
manière : ils ont ressenti, surtout le soir, depuis
quelques jours des démangeaisons, des douleurs
dans la tête, des vertiges , des sensations lumi-
neuses les ont inquiétés ; mais surtout ce fait que
les objets autour d'eux, les êtres, leur paraissaient
plus flous, moins distincts. A examiner l'organe
dont ils se plaignent, on ne trouve pas grand'
chose d'anormal.

La conjonctive est plus humide qu'on ne l'observe habituellement ; la cornée paraît normale,
l'iris parfois a ses mouvements plus lents, le globe

de l'œil se porte facilement dans toutes les directions ; l'occlusion ou l'ouverture des paupières ne se fait ni trop brusquement, ni par saccades.

A voir, à l'ophtalmoscope, le fond de l'œil, le milieu vitré paraît normal, la choroïde intacte ; mais le pourtour de la papille semble nuageux, les vaisseaux centraux et périphériques se marquent facilement ; le champ visuel à sa partie supérieure et externe inférieure semble rétréci ; la vision des couleurs semble normale : le rouge, le vert se perçoivent facilement , mais si la symptomatologie fournie par l'organe oculaire est discrète, il n'en est pas de même de l'appareil lymphatique ailleurs : l'érythème de la peau de la face lui donne une couleur ou jaune pâle ou vermillonnée ; les gencives sont ulcérées, la langue porte une couleur violet bleu ; les papilles y sont saillantes, la muqueuse qui les borde ou les recouvre paraît épaisse, tomenteuse ; les ganglions cervicaux et du pli de l'aine sont hypertrophiés, la pression à leur niveau y détermine une douleur plus ou moins sensible.

Pas soignée comme il convient, les malades voient la diminution de la vision en masse augmenter. Les douleurs de la tête, les vertiges, l'insomnie, persistent et s'accroissent.

L'examen rétinien démontre toute cette région le siège d'un travail infectant s'indiquant et par le trouble qui enveloppe la papille et ses bords et par l'aspect plus volumineux des vaisseaux.

Si la thérapeutique nécessaire pour l'enrayer n'est pas instituée, la symptomatologie locale augmente et l'atrophie de la papille peut se produire.

Cet augment de la marche du typhus en la rétine et la région oculaire coïncide avec une augmentation de la symptomatologie ganglionnaire cervicale ou inguinale ; la séméiologie de la face est également plus intense, la peau a une couleur uniforme ou grisâtre jaune, ou blanc mat avec un reflet rosé intense ; les lèvres rhagadeuses, fendillées, sont épaisses, couleur hortensia. La muqueuse des narines est épaissie, ulcérée, douloureuse, la mâchoire se meut difficilement, l'ouverture de la bouche se fait incomplètement.

L'application du traitement empêche l'aggravation et très souvent fait disparaître en l'espace de trois, quatre, six septénaires, quelquefois un peu plus, toute cette symptomatologie et l'appareil visuel récupère ses fonctions, comme avant d'être infecté par le pyogène, le bacille et leurs ptomaïnes.

La séméiologie de même nature de la langue, des gencives, des ganglions suffira pour faire différencier cette rétinite de celle qui s'observe et dans le tabes et dans les intoxications par l'alcool, le tabac, le diabète, l'albuminurie et de celles qu'on rencontre dans les fièvres éruptives et de celles qui accompagnent les tumeurs de l'orbite ou de la base du crâne et de celles qui fait évoluer la syphilis.

En somme, cette localisation du typhus pyogéno-bacillaire n'entraîne pas, pourvu que le traitement soit institué au plus tôt, de pronostic très grave.

TRAITEMENT

La caractéristique de l'évolution de l'infection par le pyogène, le bacille et leurs ptomaïnes, est de ne jamais rester stationnaire, si petit que soit le territoire lymphatique où elle évolue, de s'étendre, de gagner du terrain et de devenir de plus de plus nuisible au fur et à mesure de ses augmentations d'envahissement.

Aussi, le traitement à y opposer doit-il faire que l'action destructible de l'élément ptomaïne et microbe s'éteigne le plus promptement possible là où elle se sera montrée d'abord et d'empêcher, car tout surcroît d'activité du microbe en évolution la rend plus redoutable, son apport dans les territoires lymphatiques éloignés de ce point primitivement envahi, et réciproquement.

Il est nécessaire donc d'user de la plus grande

attention pour apporter rapidement le remède nécessaire localement, et éviter la conflagration du lymphatique au loin, et son effet en apport de lymphe, de chyle plus propice au développement de l'élément microbe pathogène à l'endroit où son action s'est organisée en premier lieu.

Pour arriver à ce résultat, il faudra donc user de localement et sur toutes les parties de l'organisme où le typhus pyogéno-bacillaire se manifeste, de la médication appropriée pour diminuer cette infection, l'empêcher de s'étendre, de s'augmenter et de s'élever à la variété pyrétique.

En ces cas, comme dans les cas décrits en un précédent travail (1), le médicament de choix, le meilleur est l'huile aseptique du professeur Panas, à laquelle, suivant les indications, on mélangera du sublimé, de la créosote, parfois de l'iodoforme.

Traitement de l'infection des lymphatiques des paupières.

Pour obvier à la localisation de l'infection pyogéno-bacillaire palpébrale, on utilisera cette médication :

(1) *Description clinique et traitement des cas les plus typiques du typhus pyogéno-bacillaire tels qu'on peut les observer en différents points du territoire français.* Paris, G. Steinheil, 1910.

1° Des lotions d'eau bouillie tiède, contenant une solution alcoolique de créosote de hêtre, en quantité variable, suivant l'âge, le sexe des personnes malades, suivant l'intensité de l'infection, seront prescrites plus ou moins fréquemment, suivant les indications : démangeaisons, douleurs de la peau, hyperénergie des mouvements palpébraux ; coloration anormale plus ou moins accentuée.

2° Le soir au coucher, on oindra toute la peau de la région palpébro-frontale avec l'huile aseptique seule, ou mélangée ou de sublimé ou de créosote de hêtre.

Cette huile, on laissera la peau, les lymphatiques des paupières l'absorber peu à peu. Il ne faudra donc pas l'essuyer.

Le plus grand soin sera apporté à la désinfection des narines, des gencives, de la langue. Les lotions d'eau bouillie mélangée à du sublimé, à de la créosote de hêtre fréquemment répétées suffiront à cet effet.

Des onctions avec l'huile aseptique créosotée seront faites sur toute la surface du corps, surtout sur l'abdomen, la région épigastrique et la partie supérieure des membres inférieurs ; de l'iodure de sodium, à l'intérieur, complèteront le traitement.

Traitement à opposer aux conjonctivites pyogéno-bacillaires.

Le traitement local consistera pour la variété conjonctivite aiguë en pulvérisations d'eau bouillie tiède, contenant du sublimé, ou en lotions de même sorte. Ces pulvérisations, ces lotions seront faites fréquemment.

Deux ou trois fois par jour on instillera une ou deux gouttes du collyre suivant :

> Huile aseptique   .   10   grammes.
> Sublimé.   .   .   .   0,02 milligrammes.

On nettoiera les narines à l'eau bouillie tiède, ou, s'il est besoin, à l'eau bouillie contenant quelques gouttes d'une solution alcoolique d'acide phénique et de sublimé ou d'une solution alcoolique de créosote de hêtre.

Parfois, après l'extinction de l'infection pyogéno-bacillaire, il naît une infection kartulienne ; en ce cas, il faudra user d'un collyre au sulfate de zinc.

Pour la forme chronique conjonctivale, on utilisera le collyre à l'huile aseptique seule ou le collyre à l'huile aseptique mélangée de sublimé.

Le résultat de ce collyre n'arrive pas à ramener à l'état normal, ou bien près, la conjonctive malade, car sa décoloration anormale s'atténuera peu;

de même d'ailleurs les ectropions et les ulcérations des paupières ; mais le lymphatique contenant et le pyogène, et le bacille, et leurs ptomaïnes, ne menacera ni les lymphatiques péri-orbitaires, non plus ceux des voies nasales, du pharynx et de l'œsophage.

Des onctions une ou deux fois par jour seront faites sur toute la surface du corps avec de l'huile aseptique contenant 5,8, 10 grammes de créosote de hêtre pour 200 grammes, suivant le degré d'hypertrophie ganglionnaire cervicale et inguinale.

Les rhinites la glossite seront soignées comme il a été dit ; les gingivites seront l'objet d'un traitement à l'acide chromique (solution moitié eau, moitié acide chromique) ou à la teinture d'iode.

L'iodure de sodium à dose ou faible ou intense sera prescrit.

Traitement des kératites.

On soignera les kératites localisées par des instillations de collyre à l'huile aseptique et au sublimé à l'huile aseptique et à l'iodoforme ; et à la cocaïne ou à l'atropine pour obvier aux troubles de l'iris s'il s'en produit, et à la douleur.

On ne négligera jamais de désinfecter les cavités nasales, bucco-pharyngée, non plus de traiter et les gingivites et la glossite.

Les onctions huileuses créosotées et l'iodure de sodium seront prescrites également.

Dans les kératites généralisées, le traitement général sera le même et le traitement local consistera en collyre à l'huile aseptique seule ou mélangée de sublimé, suivant l'intensité de l'infection.

Mais si le traitement détermine rapidement et la diminution et la disparition de la symptomatologie dans la variété localisée, son effet est beaucoup plus lent dans la variété généralisée.

Traitement des rétinites.

Le principe de ce traitement sera de ne pas se départir des préceptes qui dominent toute intervention utile contre ce mode d'infection : éviter au lymphatique l'embarras et l'effet nuisible que déterminent par leur action stagnante le pyogène, le bacille et leurs ptomaïnes.

Localement, on prescrira les instillations de collyre à l'huile aseptique et au sublimé.

On fera des onctions à l'huile aseptique créosotée et sur la région cervicale et sur les autres régions du corps.

L'iodure de sodium en solution aqueuse ou

mélangé au sirop d'écorce d'oranges amères sera utilisé à l'intérieur.

Les gencives, les narines, la cavité buccale, le rein, les organes génitaux seront l'objet de la médication nécessaire pour les débarrasser des éléments pathogènes leur nuisant.

Si après cinq ou dix jours de ce traitement, non seulement de la diminution de l'abaissement en masse de la vision mais son évolution de retour à l'état physiologique ne s'est pas indiqué, il sera permis de faire des injections sous-conjonctivales avec l'huile aseptique seule ou avec cette huile contenant du sublimé.

On fera des frictions sur la région, siège de l'injection, pour en faciliter l'absorption.

Une ou deux injections dans la même journée suffiront le plus souvent ; et cette médication sera instituée tous les trois ou quatre jours.

Le sublimé sera dosé de façon à ne pas injecter plus d'un demi-milligramme de sublimé à la fois,

Lors de symptômes de sclérose du nerf optique, on persévérera à appliquer le traitement de façon à éviter au malade la cécité absolue.

25-2-10. — Tours, imprimerie E. ARRAULT et Cⁱᵉ.